SOBRE O AUTOR

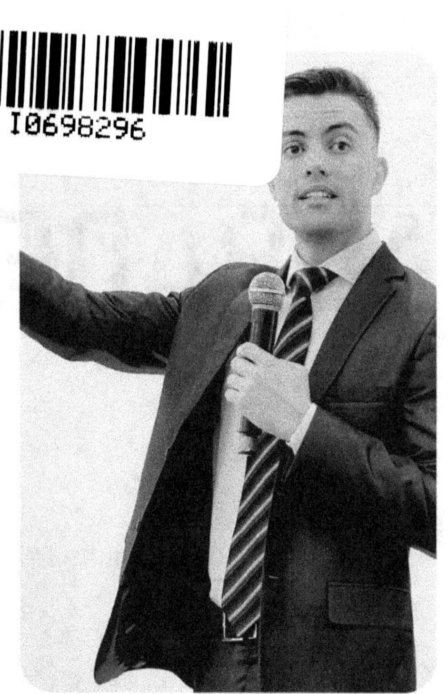

Danilo Dantas é empreendedor e hipnoterapeuta brasileiro, que passou por uma jornada pessoal de superação. Formado em administração, ele lutou contra a depressão por muitos anos e descobriu na hipnoterapia uma forma de ajudar a si mesmo e aos outros a lidar com essa condição.

Depois de superar a depressão, decidiu dedicar sua vida a ajudar as pessoas que enfrentam os mesmos desafios que ele enfrentou. Estudou hipnoterapia e outras técnicas de saúde mental para entender melhor como ajudar aqueles que lutam contra esse mal que assola o mundo todo.

Com seu conhecimento, realizou atendimento em terapias e escreveu livros que ajudam as pessoas a lidar com a depressão e a melhorar a saúde mental. Ele acredita que todos têm o poder de superá-la e encontrar a felicidade, desde que tenham as ferramentas e o apoio adequado.

Danilo Dantas é uma fonte inspiradora de esperança e ajuda para muitos que lutam contra a depressão. Seus livros e programas de hipnoterapia são formas práticas e eficazes de ajudar as pessoas a terem uma vida mais feliz e saudável.

AGRADECIMENTOS

Eu agradeço primeiramente a Deus por ter me dado a oportunidade de viver e a força para enfrentar todas as dificuldades em minha vida, bem como a obter experiências e estudos que tem me levado a ajudar as pessoas a se livrarem da depressão e ter uma vida feliz e abundante.

Agradeço a minha família e amigos que sempre me apoiaram na minha jornada.

E também a você por ter me dado um voto de confiança e acreditar que aqui você terá o melhor conteúdo desse assunto.

Que Deus te abençoe e boa leitura!

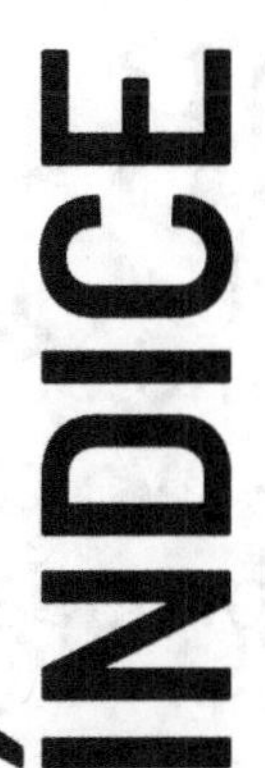

ÍNDICE

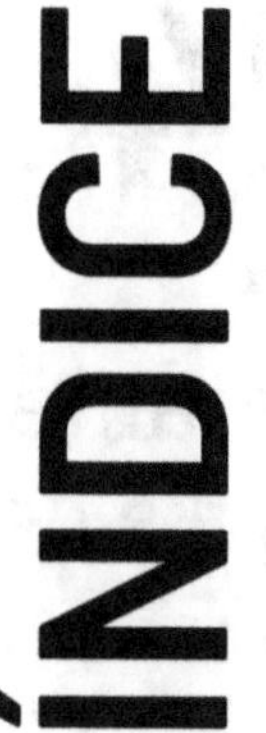
ÍNDICE

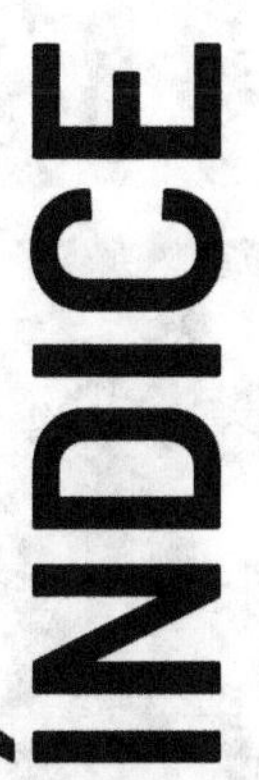
ÍNDICE

01

O QUE É A DEPRESSÃO E POR QUE É TÃO DIFÍCIL LIDAR COM ELA?

A depressão é uma condição médica comum que afeta milhões de pessoas em todo o mundo. Ela se manifesta por meio de sintomas emocionais, físicos e comportamentais que podem interferir significativamente na qualidade de vida da pessoa. Ela pode variar em gravidade, desde formas leves até graves, e pode durar por períodos curtos ou longos.

A depressão pode ser causada por uma série de fatores, incluindo predisposição genética, estresse, desequilíbrios químicos no cérebro e outros fatores ambientais. As pessoas que sofrem desse mal muitas vezes experimentam sentimentos intensos de tristeza, desesperança, inutilidade e solidão. Esses sentimentos podem ser tão avassaladores que podem impedir a pessoa de realizar atividades diárias, interagir com outras pessoas e até mesmo trabalhar.

Uma das razões pelas quais a depressão é tão difícil de lidar é porque ela pode afetar cada pessoa de maneiras diferentes. Algumas pessoas podem experimentar sintomas físicos, como fadiga, dores de cabeça e problemas digestivos, enquanto outras podem ter sintomas mais emocionais, como ansiedade, irritabilidade e apatia. Além disso, a depressão pode se manifestar em diferentes estágios da vida, desde a infância até a velhice, o que torna o diagnóstico e o tratamento desafiadores.

Outra razão pela qual ela é difícil de lidar é que muitas vezes pode ser confundida com outros problemas emocionais, como ansiedade, estresse pós-traumático ou transtorno bipolar. É por isso que é importante obter um diagnóstico preciso e buscar tratamento o mais breve possível.

Neste livro, exploraremos os principais sintomas da depressão, fatores que contribuem para o seu desenvolvimento, estratégias de tratamento e prevenção, bem como dicas para ajudar a lidar com ela. Entender os sintomas e o que pode causá-la é o primeiro passo para superar essa condição desafiadora e melhorar a qualidade de vida.

02

OS PRINCIPAIS SINTOMAS DA DEPRESSÃO

A depressão é uma condição médica que pode afetar todas as áreas da vida de uma pessoa. Ela pode se manifestar de várias maneiras, incluindo sintomas emocionais, físicos e comportamentais. É importante identificar os sintomas o mais breve possível, para que ela possa ser tratada adequadamente. Aqui estão alguns dos principais sintomas:

1 Sentimentos persistentes de tristeza, ansiedade ou vazio

2 Perda de interesse em atividades que antes eram prazerosas

3 Dificuldade em dormir ou dormir demais

4 Fadiga e falta de energia

5 Perda ou aumento do apetite

6 Sentimentos de desesperança, pessimismo ou inutilidade

7 Dificuldade em se concentrar, lembrar de coisas ou tomar decisões

8 Irritabilidade ou agitação

9 Pensamentos de morte ou suicídio

Esses sintomas podem variar em gravidade e duração, não são exclusivos da depressão. No entanto, se você sentir esses sintomas por um período prolongado de tempo, é importante buscar ajuda profissional para obter um diagnóstico preciso.

Além desses sintomas, ela pode ter um impacto significativo na saúde física e no bem-estar emocional de uma pessoa. A depressão pode afetar o sono, o apetite, a energia e a capacidade de realizar atividades diárias. Pode levar a sentimentos de isolamento, baixa autoestima e dificuldades nos relacionamentos interpessoais.

É importante entender que a depressão não é culpa sua e que você não precisa sofrer sozinho. A depressão é uma condição tratável e é possível recuperar-se dela com o tratamento adequado. Vamos explorar estratégias e exercícios pontuais para nos livrarmos desse mal o mais breve possível, assim retomando uma qualidade de vida melhor, pois merecemos ser felizes e aproveitar o melhor dessa terra.

Tendo a capacidade de entender os principais sintomas, é importante também saber as principais áreas afetadas no âmbito emocional e físico. Se faz saber, que essa condição pode ter um impacto negativo em todo o corpo e aumentar o risco de várias condições de saúde. São elas:

Problemas de sono: A depressão pode afetar o sono, resultando em insônia ou sonolência excessiva. A privação do sono pode afetar a saúde física e mental.

Problemas de alimentação: A depressão pode afetar o apetite e levar a uma perda ou ganho de peso significativo. Isso pode aumentar o risco de problemas de saúde, como desnutrição, obesidade, diabetes e doenças cardíacas.

Doenças cardíacas: Aumento no risco de doenças cardíacas e derrames. A condição pode afetar a saúde cardiovascular, causando inflamação e aumentando a pressão arterial.

Dor crônica: Aumento na sensibilidade à dor e tornar a dor crônica mais difícil de controlar. A dor crônica pode afetar a qualidade de vida e levar à incapacidade.

Baixa autoestima: Diminuição relacionado a autoestima que pode aumentar o risco de problemas de saúde mental, como ansiedade e transtornos alimentares.

Problemas cognitivos: Alteração na memória, concentração e a capacidade de tomar decisões. Isso pode levar a dificuldades no trabalho ou na escola e afetar a qualidade de vida.

Abuso de substâncias: Aumento no risco de abuso de substâncias, como álcool e drogas. O abuso de tais substâncias pode piorar os sintomas da depressão e aumentar o risco de problemas de saúde física e mental.

Vale lembrar que a depressão é uma condição tratável, o quanto antes conseguirmos perceber e lidarmos com o tratamento adequado, mais rápido conseguimos nos desvencilhar desse mal que assola o mundo inteiro.

03

FATORES QUE CONTRIBUEM PARA A DEPRESSÃO

A depressão pode ser causada por uma variedade de fatores, incluindo predisposição genética, estresse, traumas, desequilíbrios químicos no cérebro e outras condições médicas. É importante entender os fatores que podem contribuir para tal, a fim de identificar as causas subjacentes e desenvolver um plano de tratamento adequado.

Fatores genéticos: Pesquisas mostram que a depressão pode ter uma base genética. Se um parente próximo sofreu de depressão, você pode ter um risco maior de desenvolver a mesma condição.

Estresse: O estresse crônico pode desencadear a depressão em algumas pessoas. Situações como divórcio, desemprego, problemas financeiros e a morte de um ente querido podem ser fatores estressantes que contribuem para seu desenvolvimento.

Trauma: Trauma físico, emocional ou sexual pode aumentar o risco de desenvolver depressão em algumas pessoas. O trauma pode incluir experiências de abuso, violência doméstica, desastres naturais ou acidentes graves.

Desequilíbrios químicos no cérebro: A depressão está relacionada a desequilíbrios químicos no cérebro, como baixos níveis de serotonina, que é um neurotransmissor que regula o humor. Fatores como estresse, trauma e predisposição genética podem contribuir para esses desequilíbrios químicos.

Outras condições médicas: Algumas condições médicas, como hipotireoidismo, doença cardíaca, câncer e dor crônica, podem aumentar o risco de depressão. O tratamento adequado dessas condições pode ajudam a prevenir ou melhorar seus sintomas da condição existente.

Identificar os fatores que contribuem para a depressão é um passo importante para obter um diagnóstico preciso e desenvolver um plano de tratamento adequado. Vamos explorar mais a frente, estratégias e dicas de como amenizar e até mesmo se livrar dela.

04

TRATAMENTOS DISPONÍVEIS PARA A DEPRESSÃO

Neste capítulo, vou te apresentar os principais tratamentos disponíveis atualmente.

A depressão é uma condição tratável e existem várias abordagens de tratamento disponíveis para ajudar as pessoas a superar seus sintomas. Abaixo, apresento algumas das opções mais comuns de tratamento:

Terapia: A terapia é uma opção de tratamento popular para a depressão. Existem vários tipos diferentes de terapia disponíveis, incluindo terapia cognitivo-comportamental (TCC), terapia de aceitação e compromisso (ACT), terapia interpessoal e terapia psicodinâmica. Cada uma dessas abordagens enfoca diferentes aspectos do funcionamento psicológico e pode ser útil para pessoas com diferentes tipos de depressão. A terapia pode ser aplicada comumente por psicólogos, psicanalistas, psiquiatras e hipnoterapeutas. Cada profissional de sua maneira, respeitando cada um, o que eu mais te indico é o tratamento com um hipnoterapeuta qualificado.

Medicamentos antidepressivos: Os medicamentos antidepressivos são uma opção de tratamento comum para a depressão. Existem vários tipos diferentes de medicamentos antidepressivos disponíveis, incluindo inibidores seletivos da recaptação de serotonina (ISRS), inibidores da recaptação da serotonina e noradrenalina (IRSN) e inibidores da monoamina oxidase (IMAO). Esses medicamentos são frequentemente prescritos por médicos e podem levar algumas semanas para começar a fazer efeito.

Estimulação cerebral: A estimulação cerebral é uma opção de tratamento mais avançada que pode ser útil para pessoas com depressão grave ou resistente ao tratamento. Existem várias formas diferentes de estimulação cerebral, incluindo estimulação magnética transcraniana (EMT), estimulação cerebral profunda (ECP) e eletroconvulsoterapia (ECT). Cada uma dessas abordagens envolve a aplicação de corrente elétrica ou magnética ao cérebro para ajudar a aliviar os sintomas da depressão.

Alterações no estilo de vida: Além das opções de tratamento acima, existem várias alterações no estilo de vida que podem ajudar a aliviar os sintomas da depressão. Essas alterações incluem exercício físico regular, dieta saudável, sono adequado, técnicas de relaxamento, meditação e prática de atividades prazerosas.

Suporte social: O suporte social é fundamental para a recuperação da depressão. É importante ter amigos e familiares próximos para fornecer apoio emocional e prático durante o processo de tratamento. Além disso, existem grupos de suporte para pessoas com depressão, que podem fornecer uma fonte adicional de apoio.

Cada pessoa é única e pode responder de forma diferente a diferentes abordagens de tratamento. É importante trabalhar com um profissional de saúde mental qualificado para determinar a melhor opção para você. Com o tratamento adequado, a maioria das pessoas com depressão pode se recuperar e levar uma vida saudável e feliz.

Minha sugestão pessoal e como profissional, sessões de terapia com um profissional de hipnoterapia é a melhor escolha. Caso você não tenha familiaridade ou até mesmo não conhece do assunto ou nunca ouviu falar, sugiro que pesquise sobre.

05

TÉCNICAS PARA ALIVIAR OS SINTOMAS ASSOCIADOS À DEPRESSÃO

A depressão muitas vezes vem acompanhada de estresse e ansiedade, que podem piorar seus sintomas.

Felizmente, existem várias técnicas que podem ajudar a aliviar o estresse, a ansiedade e melhorar o humor, escolha uma ou mais de seu agrado. Aqui estão algumas das técnicas mais eficazes:

Exercícios de respiração: A respiração profunda e consciente pode ajudar a aliviar a tensão e o estresse. Existem vários exercícios de respiração que podem ser úteis, incluindo a respiração diafragmática e a respiração alternada pelas narinas.

Meditação: A meditação é uma técnica de relaxamento que envolve o foco da atenção no momento presente. Existem algumas formas diferentes, incluindo a meditação mindfulness e a meditação transcendental. Ela pode ajudar a reduzir o estresse, a ansiedade e melhorar o humor.

Técnicas de relaxamento muscular: A tensão muscular é uma resposta comum ao estresse e à ansiedade. Aprender a relaxar os músculos pode ajudar a aliviar a tensão e o estresse. Existem várias técnicas de relaxamento muscular que podem ser úteis, incluindo a técnica de relaxamento muscular progressivo de Jacobson e a técnica de relaxamento autógeno.

Yoga: A yoga é uma prática que envolve posturas físicas, respiração e meditação. Ela pode ajudar a reduzir o estresse e a ansiedade, melhorar o humor e promover a sensação de bem-estar geral.

Exercício físico: O exercício físico é uma das melhores maneiras de aliviar o estresse e melhorar o humor. O exercício pode aumentar a produção de endorfinas, os neurotransmissores que melhoram o humor, e pode ajudar a reduzir a tensão muscular e o estresse. Além de resultados na saúde em geral e estético, que ajudam na melhora da autoestima.

Alimentação saudável: A alimentação saudável é importante para a saúde física e mental. Uma dieta equilibrada, rica em nutrientes, pode ajudar a reduzir o estresse, a ansiedade e melhorar o humor. Além disso, evitar alimentos processados e açucarados pode ajudar a reduzir a inflamação, que tem sido associada à depressão.

Divirta-se: Assista a filmes alegres e que te remetam a bem estar, ouça músicas que elevem a sua energia, veja vídeos engraçados e toda atividade que te faça bem. O aumento de substânicas boas geradas a partir de tais atividades fará com que você se sinta muito melhor.

Existem muitas outras técnicas que podem ajudar a aliviar o estresse e a ansiedade associados à depressão, mas essas são as mais usuais e eficazes.

É importante experimentar diferentes técnicas para descobrir o que funciona melhor para você. Falar com um profissional de saúde mental também pode ser útil para obter mais orientações sobre as técnicas de alívio do estresse e da ansiedade.

Escolha uma ou mais atividades de sua preferência e inclua em sua rotina, tenho certeza que irá melhorar o seu dia conforme a realização das mesmas.

06

ESTILO DE VIDA SAUDÁVEL E SUA RELAÇÃO COM A DEPRESSÃO

Um estilo de vida saudável pode desempenhar um papel importante na prevenção e no tratamento da depressão. Há várias estratégias que podem ajudar a promover um estilo de vida saudável e reduzir seus sintomas. Dentre elas estão:

Sono: A qualidade e a quantidade de sono são importantes para a saúde mental e emocional. A falta de sono ou o sono de má qualidade podem levar a um aumento do estresse e da ansiedade, o que pode piorar os sintomas da depressão. Portanto, é importante dormir bem para manter a saúde mental.

Exercício físico: O exercício físico regular é um dos melhores tratamentos naturais para a depressão. A atividade física pode ajudar a liberar endorfinas, neurotransmissores que melhoram o humor. Além disso, o exercício pode ajudar a reduzir a inflamação, que está associada à depressão. É recomendado que os adultos pratiquem pelo menos 150 minutos de atividade física moderada ou 75 minutos de atividade física vigorosa por semana.

Nutrição: Uma dieta saudável e equilibrada é importante para manter a saúde mental e física. Alguns estudos sugerem que uma dieta rica em ácidos graxos ômega-3, vitaminas do complexo B, vitamina D e zinco pode ajudar a prevenir a depressão e melhorar o humor. Evitar alimentos processados e açucarados também é recomendado para prevenir a inflamação que pode levar à depressão.

Ter um propósito: Ter um propósito na vida pode ajudar a promover a resiliência emocional e a reduzir os sintomas da depressão. Isso pode ser alcançado através do envolvimento em atividades significativas, trabalho voluntário ou até mesmo pela criação de um projeto pessoal.

Reduzir o estresse: O estresse crônico pode levar à depressão e a outras condições de saúde mental. Aprender a gerenciar o estresse através de técnicas como meditação, respiração profunda, exercícios de relaxamento e terapia pode ajudar a reduzir os sintomas da depressão.

Estabelecer relações interpessoais saudáveis: O suporte social pode ajudar a reduzir o estresse e a ansiedade, além de aumentar a sensação de bem-estar emocional. Buscar conexões significativas com amigos, familiares e grupos de apoio pode ser benéfico para a saúde mental.

Em resumo, adotar um estilo de vida saudável pode ajudar a prevenir a depressão e reduzir os sintomas em pessoas que já sofrem da condição. É importante incorporar hábitos saudáveis em sua rotina diária e, se necessário, buscar a ajuda de um profissional de saúde mental para obter orientação e suporte adicionais.

Além dos pontos mencionados, vale ressaltar que aceitar a condição atual e procurar a melhora já é um grande passo para uma vida mais feliz. Entender também que tudo é uma fase e passageira, que nada é tão bom ou tão ruim que vá durar para sempre, a vida é cíclica, basta entendermos o momento e buscarmos a felicidade nele.

Falando em felicidade, você sabe o que é felicidade? Para muitos é uma questão subjetiva, o que é felicidade para alguns talvez não seja para outros, porém, no sentido e na origem da palavra, felicidade é a ausência de necessidade, se eu acredito que não me falta nada, estou no meu momento feliz. Então mais uma dica extra que deixo é que, independente da situação que você está passando ou que passou, acredite, tudo acontece para nos moldarmos para melhor, então creia de corpo e alma que não nos falta nada e o que acontece em nossas vidas são de extrema necessidade para evoluirmos e nos fortalecer.

07

DICAS PARA MELHORAR A AUTOESTIMA

A depressão muitas vezes está associada a baixa autoestima e falta de confiança em si mesmo. Melhorar esses aspectos pode ser um passo importante para superar a depressão e aumentar a qualidade de vida. Aqui estão algumas dicas para melhorar a autoestima e a confiança em si mesmo:

Pratique a autocompaixão: A autocrítica constante pode levar a sentimentos de inadequação e baixa autoestima. Em vez disso, é importante ser gentil consigo mesmo e praticar a autocompaixão. Isso significa tratar-se com bondade e compreensão, assim como faria com um amigo querido.

Identifique e desafie pensamentos negativos: A depressão muitas vezes envolve pensamentos negativos sobre si mesmo e o mundo ao seu redor. Identificar esses pensamentos e desafiá-los com evidências concretas que você não é o que pensa no momento, pode ajudar a mudar a perspectiva e a aumentar a autoestima. E no fundo temos a certeza que somos pessoas melhores, não se deixe levar por pensamentos passageiros.

Aprenda algo novo: Aprender algo novo pode ser uma maneira eficaz de aumentar a autoestima e a confiança em si mesmo. Escolha algo que você sempre quis fazer, mas achou que não era capaz, e tente. Seja aprender a tocar um instrumento, uma nova língua, ou até mesmo cozinhar um prato novo. Com o tempo, você verá que é capaz de realizar algo que antes parecia impossível.

Mantenha um diário de gratidão: Anotar coisas pelas quais você é grato pode ajudar a mudar o foco dos pensamentos negativos para os aspectos positivos da vida. Isso pode aumentar a autoestima e melhorar o humor geral. Se possível deixe um quadro com frases positivas para que você possa ler todos os dias.

Crie metas realistas: Estabelecer metas alcançáveis e trabalhar para alcançá-las pode ajudar a aumentar a autoestima e a confiança em si mesmo. Divida as metas em etapas menores e celebre cada pequena conquista.

Cuide da aparência: Embora a aparência externa não deva ser a única fonte de autoestima, cuidar da aparência pessoal pode ajudar a aumentar a autoconfiança. Aprender a cuidar de si mesmo e a se sentir bem pode ter um efeito positivo no humor e na autoestima.

Em resumo, melhorar a autoestima e a confiança em si mesmo pode ser um passo importante para superar a depressão e aumentar a qualidade de vida. Praticar a autocompaixão, identificar e desafiar pensamentos negativos, aprender algo novo, manter um diário de gratidão, criar metas realistas, cuidar da aparência e praticar a assertividade são algumas das maneiras de aumentar a autoestima e a confiança em si mesmo.

Lembre-se de que a praticar essas estratégias regularmente, pois a autoestima e a confiança em si mesmo não são características fixas, mas sim habilidades que podem ser desenvolvidas e aprimoradas ao longo do tempo. Além disso, é importante lembrar que a mudança leva tempo e paciência, portanto, não se desanime se não vir resultados imediatos. Com dedicação e prática, você pode aprender a se amar e confiar em si mesmo, o que pode levar a uma vida mais feliz e realizada.

08

COMO CRIAR UMA REDE DE APOIO EFETIVA PARA LIDAR COM A DEPRESSÃO

Lidar com a depressão pode ser uma jornada difícil e desafiadora. É importante ter uma rede de apoio efetiva para ajudá-lo(a) a enfrentar essa luta. Aqui estão algumas dicas para criá-la:

Identifique as pessoas em sua vida que são positivas e solidárias. Isso pode incluir membros da família, amigos próximos, colegas de trabalho ou membros da comunidade.

Comunique-se com sua rede de apoio. Não tenha medo de falar sobre seus sentimentos e suas necessidades. É importante que sua rede de apoio entenda o que você está passando e saiba como ajudá-lo.

Defina expectativas claras. Deixe sua rede de apoio saber o que você precisa deles. Isso pode incluir apoio emocional, ajuda prática, incentivo ou simplesmente ouvir.

Considere a possibilidade de participar de um grupo de apoio. Grupos de apoio são uma ótima maneira de se conectar com outras pessoas que estão passando por desafios semelhantes.

Busque ajuda profissional se necessário. Um profissional de saúde mental pode ajudá-lo a desenvolver habilidades para lidar com a depressão e fornecer suporte emocional.

Não negligencie a si mesmo. Lembre-se de que sua própria saúde e bem-estar são importantes. Certifique-se de reservar tempo para cuidar de si mesmo e fazer coisas que o façam feliz.

A regra aqui é clara! **NÃO SE ISOLE!**

O isolamento pode ajudar a aumentar a depressão, portanto, ao invés de ficar em casa sozinho(a), procure conversar com pessoas novas, fazer novas amizades, ir a lugares que nunca visitou antes, conhecer academias diferentes, dentre muitas outras, você vai perceber o quão bom a vida é, apenas precisamos ajustar a nossa mente para o melhor.

09

ESTRATÉGIAS DE PREVENÇÃO PARA REDUZIR AS CHANCES DE RECORRÊNCIA DA DEPRESSÃO

A depressão pode ser uma condição crônica e recorrente. Para reduzir as chances de recorrência, é importante implementar estratégias de prevenção. Aqui estão algumas dicas:

Mantenha um estilo de vida saudável. Uma dieta saudável, exercícios regulares e sono adequado podem ajudar a reduzir o risco de depressão. Essas estratégias também podem melhorar o humor e a qualidade de vida.

Evite o abuso de substâncias. O uso excessivo de álcool e drogas pode aumentar o risco de depressão e tornar a recuperação mais difícil.

Aprenda a gerenciar o estresse. O estresse pode desencadear a depressão em algumas pessoas. Aprender a gerenciar o estresse pode ajudar a prevenir a recorrência da depressão. Se você perceber que os sintomas estão começando a aparecer, imediatamente realize uma atividade que te faça bem.

Mantenha uma rotina diária. Ela pode ajudar a manter o equilíbrio emocional e reduzir o risco de depressão. Quando temos atividades a serem realizadas ao longo do dia, não deixamos "vazios" em nossa mente, assim o dia fica mais produtivo e saudável.

Faça terapia regularmente. Além de ser uma atividade prazerosa, é um momento somente seu, onde você pode desabafar e tirar de dentro o que te deixa mal, além da percepção de atividades futuras afim de sanar os sintomas da depressão.

Considere a medicação. Para algumas pessoas, a medicação pode ser necessária para controlar a depressão. Se você estiver nessas condições, certifique-se de seguir as instruções do seu médico e continue a tomar a medicação conforme prescrita.

Fique conectado com pessoas. O isolamento social pode aumentar o risco de depressão. Mantenha-se conectado com amigos, familiares e outros entes queridos, não descartando a possibilidade de conhecer pessoas novas.

Esteja atento aos sinais de alerta. Conheça os sinais de alerta de uma recaída da depressão, não é vergonha quando estamos passando por essa situação difícil, devemos entender o momento que estamos vivendo e buscar melhora é um grande passo para uma vida mais realizada.

Ao implementar essas estratégias, você pode reduzir as chances de recorrência da depressão e continuar a construir uma vida saudável e feliz. Lembre-se de que a prevenção é uma parte importante do tratamento. E para isso quero fazer um trato com você, vou listar no próximo capítulo, os passos que você vai tomar daqui para frente como rotina em sua vida, posso confiar em você?

10

ROTINA DIÁRIA PARA SE AFASTAR DA DEPRESSÃO

A rotina diária pode ser um importante aspecto no tratamento e prevenção da depressão. Quando você está deprimido, pode ser difícil se motivar a fazer as coisas, no entanto, manter uma rotina regular pode ajudar a aumentar a motivação, reduzir o estresse e melhorar o humor. Aqui estão algumas dicas primordiais:

Defina um horário regular para acordar e dormir. Tente acordar e dormir no mesmo horário todos os dias, mesmo nos finais de semana. Além de regular o seu sono, você desenvolverá o hábito de comprometimento, muito importante para outras áreas da vida, tanto pessoal como profissional.

Faça uma lista de tarefas. Anote as coisas que você precisa fazer durante o dia. Isso pode ajudar a reduzir a ansiedade e a sensação de sobrecarga. Além de não deixar brechas de tempo livre em sua mente, sua produtividade irá aumentar e a sensação de utilidade o trará bem estar.

Inclua atividades prazerosas na sua rotina. Dedique um tempo para fazer algo que gosta, reservando o dia para você, acrescentado atividades que tem vontade de aprender/fazer, isso fará com que você se conheça mais e irá perceber a pessoa incrível que é, melhorando assim sua autoestima.

Faça exercícios regularmente. O exercício pode ajudar a melhorar o humor e reduzir os sintomas da depressão. Inclua atividades físicas em sua rotina diária, como caminhadas, musculação, ioga, natação, luta, etc. Não se inscreveu em alguma academia ainda? Sugiro que a faça imediatamente. Além de benefícios na saúde e bem estar, você estará cercado de pessoas com o mesmo objetivo. "Onde o corpo cansa e a mente descansa".

Mantenha uma dieta saudável. Não se preocupe, aqui a ideia não é sofrer, mas melhorar a educação alimentar e isso pode ser feito de forma moderada, removendo as frituras, refrigerantes e alimentos que te fazem mal aos poucos, substituindo os mesmos por algo mais saudável.

Com uma alimentação mais correta, você irá notar os benefícios, como: mais disposição, menos cansaço ou fadiga, melhora no condicionamento e na respiração, bem como um dia mais leve e alegre.

Dedique um tempo para o autocuidado. Faça algo que o faça sentir bem consigo mesmo, como um banho quente e relaxante, meditação ou uma massagem. A todo tempo estamos nos cobrando, nos esforçando e de certa forma maltratando o nosso bem mais valiosos que é o nosso corpo. Dedicando um tempo para cuidar de si mesmo você vai perceber que isso traz benefícios físicos e mentais.

Durante o dia, faça pausas regulares. Tire alguns minutos para descansar e recarregar. Use esse tempo para fazer uma respiração profunda, esticar-se ou caminhar.
Durante a noite, tente diminuir as luzes e evitar o uso de dispositivos eletrônicos antes de dormir, principalmente o uso de reses socias. Isso pode ajudar a melhorar o sono.

Bônus: mantenha sempre o bom humor, em suas redes sociais siga páginas e pessoas bem humoradas, não se compare com ninguém, cada um está no seu tempo e momento, a vida não é uma competição, por fim assista filmes de comédia, vídeos engraçados, assim mantendo sempre o bom humor, a vida sorrirá para você de volta.

Ao criar uma rotina diária saudável, você pode ajudar a afastar a depressão e melhorar a qualidade de vida. Lembre-se de que a rotina pode ser ajustada de acordo com as suas necessidades e objetivos pessoais.

É importante ser gentil consigo mesmo e não se sobrecarregar com atividades. Comece devagar e vá adicionando atividades gradualmente. Com o tempo, você poderá encontrar uma rotina diária que funcione melhor para você e sua saúde mental.

Agora é com você!

11

CONSIDERAÇÕES FINAIS

Ao chegar ao final deste livro, espero que tenha entendido o valor das informações úteis e práticas que o ajudarão a lidar com a depressão e a vencer essa condição debilitante. Sabemos que a depressão pode ser uma jornada difícil e desafiadora, mas acredito de fato que, com as estratégias e ferramentas certas, você pode superá-la.

A chave para vencer a depressão é ser persistente e dedicado(a) em seu tratamento. Não há solução rápida ou única para tal. É um processo de longo prazo que requer comprometimento, paciência e esforço contínuos. Mas, se você se comprometer a seguir as estratégias que foram apresentadas neste livro, acredito que você pode fazer grandes progressos em direção à recuperação e uma vida plena e feliz.

Lembre-se de que não há nada de errado em buscar ajuda profissional, como terapia ou medicamentos, se necessário. A depressão é uma condição médica real e tratá-la adequadamente é fundamental para a recuperação. Além disso, manter um estilo de vida saudável, cercar-se de apoio positivo e continuar a trabalhar sua saúde mental são fatores importantes para ajudá-lo(a) a permanecer livre da depressão a longo prazo.

Espero que este livro tenha sido útil e encorajador para você. Lembre-se de que você não está sozinho nesta luta e há muitas pessoas e recursos disponíveis para ajudá-lo(a) em sua jornada de recuperação. Desejo-lhe todo o sucesso em sua jornada de recuperação e esperamos que você encontre a felicidade e o bem-estar que merece.

Abaixo vou deixar meu instagram pessoal, fique a vontade para me enviar mensagem ou me dar um feedback desse livro. Ficarei feliz em poder ajudar ou até mesmo ouvir seu testemunho que mudou a sua jornada devido aos conhecimentos adquiridos por aqui.
@ddrdanilo

Grande abraço!